Tb71
142

LA

VIRILITÉ ET L'AGE CRITIQUE

CHEZ L'HOMME ET CHEZ LA FEMME

LA

VIRILITÉ ET L'AGE CRITIQUE

CHEZ L'HOMME ET CHEZ LA FEMME

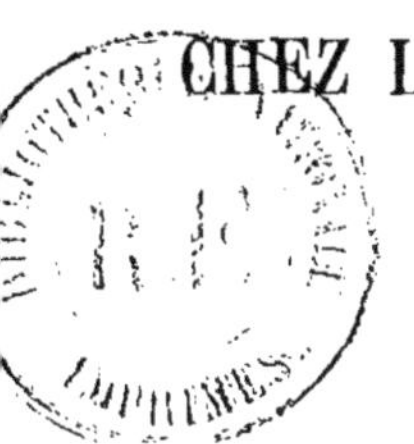

PAR

M. LE DOCTEUR LOUIS DE SÉRÉ

Inspecteur du Service de la vérification des décès
Membre de la Société générale de statistique de Paris, membre de la Société d'anthropologie de Paris

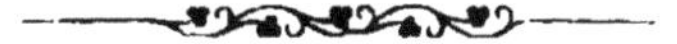

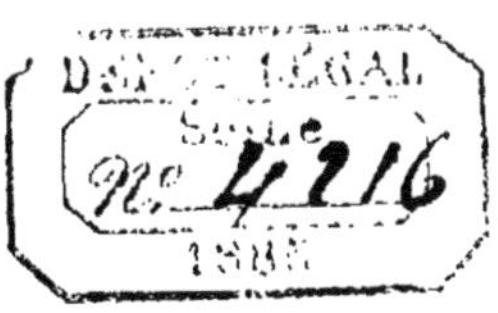

PARIS
ADRIEN DELAHAYE ET LECROSNIER, LIBRAIRES-ÉDITEURS
PLACE DE L'ÉCOLE DE MÉDECINE

1885

OUVRAGES DE L'AUTEUR :

Du rôle de l'Estomac et du Pylore dans la digestion et la formation du sang — leur influence sur un certain nombre de maladies chroniques. 4e édition 1874.

Diagnostic des signes de la mort et de la vérification des décès à Paris. 2e édition 1874.

LA

VIRILITÉ ET L'AGE CRITIQUE

CHEZ L'HOMME ET CHEZ LA FEMME

La génération qui n'est, à vrai dire, que la continuité de la vie, a pour premier résultat, dans l'acte de la conception, de donner naissance au sang chez le nouvel être en voie de formation. Ce sang, qui n'est d'abord qu'un produit de sécrétion de la mère, après avoir concouru à la formation progressive des organes nécessaires à son développement complet, est, à son tour, renouvelé et entretenu par eux, dès le moment de la naissance qui marque l'entrée en jouissance de sa vie propre et indépendante.

L'organisme de l'homme et de la femme est assujetti à la loi générale qui préside aux actes essentiels et nécessaires de son développement régulier et normal ; il présente, notamment à des âges déterminés, des évolutions du sang et des organes qui, au point de vue pathologique et physiologique surtout, offrent des caractères particuliers qui se sont imposés de tout temps à l'observation : ce sont ces évolutions d'âge qui, sous le nom de première et de seconde enfance, d'adolescence, de puberté, de virilité, d'âge critique, de vieillesse et de caducité, marquent les différentes étapes de la vie, pendant les périodes de son développement progressif, de sa formation complète et de son déclin plus ou moins rapide.

Parmi ces périodes de la vie, la virilité qui a été précédée de la puberté qui n'en est, à vrai dire, que la préparation, marque l'aptitude à engendrer; elle exprime la faculté essentielle, dominante même de la vie dont la loi première est la continuité. De tout temps, en effet, la génération marque l'effort sublime de la nature dans son inconsciente aspiration à l'éternité du divin, et, malgré les efforts d'un certain mysticisme et du pessimisme moderne, cette aspiration a toujours persisté, et déjà, dans l'antiquité, le grand philosophe grec, Aristote, l'exprimait très clairement dans les termes suivants : « A considérer l'ensemble des choses, les unes sont éternelles et divines, tandis que les autres peuvent être ou ne pas être; le beau et le divin sont toujours, par leur nature propre, causes du mieux dans les choses qui ne sont simplement que possibles ; ce qui n'est pas éternel est néanmoins susceptible d'exister, et pour sa part, il est capable d'être tantôt moins bien, et tantôt mieux. Or, l'âme vaut mieux que le corps, l'être animé vaut mieux que l'être inanimé ; être vaut mieux que n'être pas, vivre vaut mieux que ne pas vivre. Ce sont là les causes qui déterminent la génération des êtres vivants. Sans doute la nature des êtres de cet ordre ne saurait être éternelle ; mais, une fois né, l'être devient éternel dans la mesure où il est possible qu'il le soit ; au point de vue de l'espèce, cette éternité est possible, et c'est ainsi que se perpétuent à jamais les hommes, les animaux et les plantes (1). »

A la virilité succède l'âge critique qui est commun à l'homme et à la femme ; il présente toutefois chez chacun d'eux des caractères si différents que, jusqu'ici, l'âge critique de l'homme est à peine admis des praticiens au point

(1) Barthélemy Saint-Hilaire, traduction d'Aristote.

même que les auteurs n'en font pas mention, alors qu'il ne fait doute pour personne chez la femme, en raison du signe si nettement caractérisé qui lui est propre. Les évolutions d'âge étant parallèles dans les deux sexes, l'absence de l'âge critique chez l'homme serait un véritable contre-sens physiologique bien difficile à justifier ; en fait, son existence ne saurait être douteuse et elle se manifeste par des caractères spéciaux marquant aussi fortement la sexualité que ceux de l'âge viril.

La présence des zoospermes dans la liqueur séminale, comme celle des règles, indique dans les deux sexes l'aptitude à engendrer ; mais, ces deux caractéristiques de la sexualité accomplissent et terminent surtout leurs fonctions d'une manière si différente qu'il est facile de comprendre comment l'âge critique qui, de tout temps, a été si nettement déterminé chez la femme, en raison du signe unique et caractéristique qui leur est propre, n'est pas établi chez l'homme avec la certitude scientifique qui devrait lui être acquise.

Les règles ont lieu chez la femme tous les vingt-huit jours, en produisant périodiquement une perte de sang très variable selon les sujets, mais assez considérable néanmoins pour amener un abaissement des forces momentané mais très sensible. Chez l'homme, la sécrétion du liquide séminal et des zoospermes qui en constituent l'élément fécondant est, au contraire, *continue*, tout en variant beaucoup de quantité et surtout de puissance de fécondation selon les forces plastiques du sang, d'abord, et aussi selon les émotions passionnelles plus ou moins vives que l'énergie des affinités sympathiques de l'amour provoque chez lui. Cette sécrétion provenant des glandes testiculaires qui sont alimentées par un réseau vasculaire très considérable, excessif même relativement au volume de ces organes, est une des causes de déperdition des forces la plus sensible et la plus immédiatement appréciable ; on en a la preuve directe dans le résultat de la copulation dans les deux sexes : la femme peut, en effet, répéter l'acte vénérien presque indéfiniment sans en éprouver de fatigue sérieuse, et cela à ce point, qu'elle peut faire pendant des mois et même des années ce que l'homme le plus vigoureux ne pourrait accomplir un seul jour.

La sensation voluptueuse qui accompagne le rapprochement sexuel et qui en est le stimulant le plus actif, est à peu près la même dans les deux sexes, sauf des exceptions nombreuses qui tiennent le plus souvent à l'excitation variable du système nerveux et surtout à la disposition psychique du moment ; par conséquent, la déperdition des forces si sensible, allant parfois jusqu'à une véritable prostration qui oblige l'homme au repos après l'accomplissement de l'acte vénérien, ne peut être sérieusement attribuée qu'à la perte de la liqueur séminale. On sait d'ailleurs à quel degré d'affaiblissement progressif sont amenés ceux qui abusent des plaisirs de l'amour, ainsi que ceux qui sont affectés de pertes séminales involontaires. Ces deux points de physiologie pathologique ont été bien étudiés et il n'y a rien à y ajouter. Il est à remarquer aussi que lorsque l'homme subit une dépression trop sensible des forces par suite d'alimentation insuffisante ou par des causes morales dépressives trop prolongées, il est fort peu disposé à l'acte vénérien qui devient même impossible si ces causes agissent avec une persistance de nature à amener un appauvrissement du sang trop marqué, ce qui a fait dire, avec raison, que la génération n'est qu'une extension de la nutrition.

L'état moral si singulier qui survient chez l'homme après l'accomplissement de l'acte vénérien a été remarqué de tout temps et très bien indiqué dans les deux vers suivants :

Principium dulce est, sed finis amoris amarus,
Lœta venire Venus, tristis abire solet.

Cet accablement suivi de tristesse indéfinissable à la suite d'un acte physiologique si ardemment désiré et poursuivi n'est nullement éprouvé par la femme qui n'en retire d'autre impression que celle d'une indicible et délicieuse volupté. Il y a donc, dans la double impression éprouvée par l'homme, l'indication formelle très nettement caractérisée, dans son intérêt de conservation personnelle et surtout dans le but supérieur de la génération, de ne pas abuser de l'acte viril dont la répétition trop fréquente altérerait assez vite la sécrétion de la liqueur séminale qui doit rester dans des conditions de vitalité suffisante pour assurer la fécondation. Véritable graine humaine, la liqueur séminale est, en effet, le plus riche et le plus compliqué de tous les produits de sécrétion. Sa formation s'opère à travers les filières les plus vastes (canaux séminifères) dont l'œil de l'anatomiste peut à peine déterminer l'étendue, et au moyen d'une grande quantité de sang artériel. Une fois produite, cette liqueur offre le spectacle inouï d'un fluide animé, où, pour emprunter le langage de Charles Bonnet, le suprême architecte de l'univers a semé des corpuscules vivants, comme il a semé des planètes et des comètes dans les plaines immenses du ciel (Spallanzani).

La sécrétion du liquide séminal *étant continue*, n'est-il pas évident que si les règles n'établissaient pas une véritable compensation des forces par la perte de sang qu'elles amènent périodiquement, la constitution de la femme acquerrait très vite un surcroît de forces contraire à la loi physiologique qui a pour objet de la maintenir dans un degré de force inférieur à celui de l'homme ? Les faits paraissent le prouver clairement, car, l'absence momentanée ou même une simple irrégularité des règles, deviennent un grave danger pour la santé de la femme ; pendant la gestation et la lactation, les règles sont supprimées, la vitalité du sang se concentrant dans la nutrition de l'être en voie de formation, leur persistance dans ces deux cas, en amenant une trop grande dépense de forces, eût nécessairement compromis le résultat de ces deux importantes fonctions et par suite le développement et la vie même du fœtus.

Le rôle que j'attribue aux règles d'exprimer chez la femme la compensation physiologique de la perte des forces occasionnée par la sécrétion continue du liquide séminal de l'homme, semblerait contredite par le fait de l'absence absolue des règles chez les femelles de mammifères, la classe d'animaux dont l'organisation se rapproche le plus de la nôtre. Mais il y a une différence physiologique essentielle de fonctions qui n'a pas été assez remarquée et qui, au contraire, la confirme absolument et en fait même saisir la véritable raison : c'est que la faculté d'engendrer qui est permanente chez l'homme et chez la femme pendant toute la longue durée de la période de la virilité, est simplement intermittente chez l'animal, puisqu'elle ne peut s'exercer que pendant la période relativement courte du rut, et qu'ainsi la perte de forces éprouvée par le mâle trouve chez la femelle sa large compensation dans la gestation et la lactation, ce qui a nécessairement pour effet de conserver au mâle la supériorité de forces de son organisation.

Il est constant, en effet, que, en dehors de la période du rut, qui marque, chez les mammifères, l'aptitude immédiate à la génération, tout rapprochement sexuel est inconnu chez eux, tandis qu'il peut avoir lieu, en tout temps, entre l'homme et la femme, et n'a d'autres limites qu'une question de forces chez le premier. Il est aussi à remarquer que la fièvre physiologique du rut est limitée à certains moments de l'année, du mois de février au mois de juillet, et jamais pendant l'automne et l'hiver, tandis qu'il n'est aucune saison, aucun mois, aucun jour, où la fécondation ne puisse s'accomplir dans l'espèce humaine. L'observation démontre encore que certains climats sont absolument nécessaires à un grand nombre d'espèces animales, puisque, transportées dans des climats différents, elles perdent leur fécondité; aucun climat, aucune région du globe, n'est absolument réfractaire à la propagation de l'homme.

Ce rôle des règles se trouve encore justifié par le fait suivant : dans les mois les plus rigoureux de l'hiver, les règles sont fort diminuées et même quelquefois arrêtées; une température de 18 degrés de froid amène chez les Groënlandaises une suppression de règles pendant trois ou cinq mois de l'année parce que, trop souvent, les rigueurs de l'hiver se trouvent aggravées par une insuffisance de nourriture, et cependant *la fécondation ne se trouve nullement empêchée;* en France, dans l'Oisans, partie des montagnes de l'Isère, où le froid est très vif, la même remarque a été faite, et la suppression des règles pendant quatre et six mois de l'année, non seulement n'amène aucun trouble dans la santé de la femme, qui serait fortement compromise dans toute autre circonstance, mais la conception a lieu absolument comme dans la belle saison, qui est toujours accompagnée du retour des règles. Il en est de même dans les montagnes de la Suisse, où l'amennhorée hyémale est quelquefois remplacée par des règles très peu abondantes et fort douloureuses, et même simplement par une forte leucorrhée.

On ne peut attribuer sérieusement ce résultat au changement produit par le passage de la vie dure et laborieuse de l'été au calme de la vie tranquille et casanière de l'hiver, puisque des femmes vivant dans un climat plus rigoureux n'y sont pas assujetties quant elles peuvent jouir de tout le confort de la vie. Il est difficile de méconnaître, dans des faits aussi expressifs, une sage prévision de la nature qui répare ainsi, par la suppression complète ou la diminution des règles, une trop grande dépression de forces qui serait susceptible de compromettre la fécondation. Il y a là aussi une indication très nette de cette élasticité particulière du sang de la femme, tout à fait nécessaire d'ailleurs à la diversité des fonctions provoquées par la conception, la grossesse, la parturition et la lactation; son sang, aussi, semblerait plus plastique que celui de l'homme quand on voit avec quelle merveilleuse facilité elle répare les pertes mensuelles sanguines auxquelles elle est normalement assujettie et qu'aussi, malgré les périls très réels de la maternité, elle vit plus longtemps que l'homme.

Cette supériorité d'une plus longue vie a lieu chez elle à toutes les périodes de l'existence et se trouve plus marquée encore, contre toute prévision, à la période de l'âge critique qui a lieu chez elle de 40 à 50 ans, en la comparant à celle de l'homme, qu'on peut fixer de 50 à 60 ans. Tout imprévu que ce fait paraisse au premier abord, il est néanmoins indéniable, comme il est facile de s'en assurer en consultant le tableau statistique suivant qui indique la survivance masculine et féminine à chaque âge. Ce tableau, dû à M. Loua, chef de la statistique au Ministère de l'agriculture et du commerce, confirme la remarque déjà faite depuis fort longtemps par les compagnies d'assurances de rentes viagères sur la vie, que la durée de l'existence de la femme est supérieure à celle de l'homme et qu'il en est de même de la vie moyenne, il semblerait peut-être légitime d'en conclure que la constitution de l'homme, bien que très incontestablement plus forte que celle de la femme, possède en elle-même un principe d'activité qui provoque chez lui, à tous les âges, et surtout pendant la période de l'âge critique, une dépense de forces qui excède la supériorité même de son organisation.

Tableau statistique :

SURVIVANTS ET VIE MOYENNE A CHAQUE AGE

AGE	SURVIVANCE.		VIE MOYENNE.		VIE MOYENNE d'après DEPARCIEUX
	SEXE masculin.	SEXE féminin.	SEXE masculin.	SEXE féminin.	
0...	100,000	100,000	40.10	43.5	39.8
1...	80,176	83,268	49.10	51.1	46.4
5...	71,642	74,420	51.7	53.0	49.2
10...	69,356	71,963	48.3	49.9	46.11
15...	68,040	70,334	44.1	45.10	43 6
20...	66,035	68,074	40,5	42.3	40.3
25...	63,101	65,709	37.2	38.8	37.2
30...	60,179	62,582	33.10	35.6	34.1
35...	57,379	59,610	30.4	32.2	30.11
40...	54,353	56,745	26.11	28.7	27.6
45...	51,163	53,866	23.3	25.0	23.11
50...	47,655	50,741	20.0	21.5	20.5
55...	43,362	47,037	16.8	17.11	17.3
60...	38,291	42,481	13.7	14.7	14.3
65...	31,973	36,251	10.10	11.7	11.3
70...	24,557	29,153	8.4	8.10	8.8
75...	16,140	19,930	6.4	6.10	6.6
80...	8,583	11,294	4.10	5.0	4.8
85...	3,163	4,511	4.2	4.0	3.2
90...	1,049	1.442	3.6	2.1	1.9
95...	313	441	2.7	1.3	0.0
100...	88	86	0.6	0.6	1.0

La virilité n'est, à vrai dire, que l'épanouissement complet du sang et des organes, l'époque brillante et vraiment utile de la vie par les manifestations si expressives des dons de l'esprit et du cœur accompagnant les délicieuses voluptés de l'amour et l'ivresse suprême de la maternité. Les différences physiologiques que la virilité présente dans les deux sexes sont si nettement tranchées qu'elles ont, de tout temps, fixé l'observation. Comme l'a si bien dit Mme de Staël, l'amour n'est qu'un épisode dans la vie de l'homme, tandis qu'il est toute la vie de la femme; et cela est rigoureusement vrai, non seulement au point de vue psychique et moral, mais l'est bien plus encore au point de vue des résultats physiques : toutes les charges de la maternité pèsent, en effet, d'une manière absolue sur la femme pendant toute la longue durée de la gestation, au moment parfois si douloureux de la parturition et pendant la lactation, états successifs du grand acte de la génération qui réclament des soins si multipliés, si attentifs et parfois si pressants que toute la vie de la femme s'en trouve complètement et absolument remplie; et cependant, malgré les dangers très réels que l'accouchement fait courir à la femme, la maternité est une fonction si naturelle, si entièrement liée à sa constitution, qu'elle est, en général, très favorable au maintien de sa santé, au point même qu'elle raffermit le plus souvent celle des jeunes femmes qui était parfois sérieusement compromise.

La suppression des règles, quand elle a lieu normalement pendant la période de la virilité, est le signe le plus important et le plus direct de la fécondation réalisée et leur périodicité mensuelle trouve là sa seconde justification physiologique puisqu'elle permet de calculer sûrement le moment pendant lequel la fécondation s'est accomplie et par suite l'âge de l'enfant en voie de formation. Au point de vue moral et social, ce fait est d'une importance extrême et donne, ce semble, un caractère de véritable dignité à une fonction considérée, bien à tort, comme une infirmité sexuelle. Quelle que soit, en effet, la rigueur, la brutalité même des lois qui président aux fonctions animales, on ne peut méconnaître la moralité supérieure qui régit les rapports sexuels chez les nations civilisées. On en a la preuve saisissante dans ce sentiment si profond et si exquis de la pudeur chez la femme, sentiment qui semble si intimement lié à sa nature que son absence paraîtrait une anomalie plus choquante peut-être qu'une infirmité physique. Sous des formes différentes, l'homme aussi a sa pudeur vis-à-vis de sa compagne et surtout de ses enfants, elle est chez lui une des formes les plus délicates de la dignité et du respect de son intérieur de famille.

De toutes les passions humaines, l'amour est celle qui remue et attache le plus fortement les âmes, c'est celle qui fait naître les sentiments les plus nobles et les plus généreux et qui exerce surtout le plus grand empire sur les sens, au point même de porter les natures exaltées aux plus grands excès. Ces caractères moraux font absolument défaut chez les animaux; chez eux l'amour est purement physique et ne peut avoir lieu, du reste, que pendant la fièvre physiologique du rut; une promiscuité absolue préside à leurs rapports sexuels au point même que l'inceste est habituel chez eux, l'impulsion génésique étant absolument soumise à l'action brutale et impérieuse du rut, état que le vulgaire désigne d'une manière très expressive en disant que l'animal est en folie. Au point de vue anthropologique, le rôle physiologique des règles comme la continuité de sécrétion de la liqueur séminale me paraîtraient des signes de la plus haute importance qui n'ont pas été suffisamment appréciés et qui me semblent même absolument caractéristiques puisqu'on n'a pu les observer chez les animaux.

Tous ces faits éclairent d'une vive lumière le rôle considérable que jouent les règles dans la physiologie et la pathologie de la femme, et il y a lieu peut-être de s'étonner que leur véritable rôle fonctionnel ait été jusqu'ici aussi mal défini; on les a, en effet, considéré pendant longtemps comme un produit purement excrémentiel exerçant sur le sang une sorte de dépuration dont on n'a jamais pu, d'ailleurs, déterminer le caractère; plus tard on s'est préoccupé outre mesure de la différence de composition chimique du sang de la femme, notamment de la diminution de carbone qu'il présente pendant la période de virilité, comme du retour de cette différence de carbone dans le sang au moment où les règles prennent fin absolument, ce qui a pour effet de le rapprocher de la composition chimique du sang de l'homme. Mais ces changements survenus dans la composition chimique du sang de la femme à ces deux périodes si tranchées de son existence ne peuvent être sérieusement envisagés que comme une des expressions physiologiques du changement produit, la cessation définitive des règles tenant, au même titre que leur première apparition, à une loi physiologique de son organisme.

Ces différences fonctionnelles du sang dans les deux sexes n'altèrent en rien ses facultés générales physico-chimiques, celles surtout dont dépend absolument et immédiatement la vie : « de conserver, comme le dit si bien Claude Bernard, sa température propre dans les conditions les plus opposées, bien différent, en cela, des corps bruts qui se mettent toujours en équilibre de température avec le milieu ambiant, tandis que le corps vivant possède la faculté, tant qu'il n'a pas dépassé les limites compatibles avec la vie, de conserver la somme invariable de calorique nécessaire au jeu régulier et constant des fonctions de l'organisme; que la température s'élève ou s'abaisse bien au-dessus ou au-dessous du degré qui lui est propre, le sang possède pour cela des moyens puissants de neutraliser ces influences opposées et de conserver dans une étuve ou dans une glacière, au Sénégal ou en Sibérie, le calorique nécessaire à son existence. »

Le mouvement de congestion évidente que les règles déterminent dans tout l'appareil génital de la femme a fait penser à beaucoup d'observateurs qu'elles étaient le stimulant naturel et direct des fonctions spéciales qui s'accomplissent dans les ovaires pour la formation des ovules, et leur rôle se trouverait ainsi encore agrandi par l'importance toute spéciale de cette nouvelle faculté ! Cette influence me paraît au moins douteuse : le fait des Hedjéras ou eunuques femelles sur lequel on s'est particulièrement appuyé parce que leur affreuse mutilation les rend, non seulement stériles mais supprime aussi habituellement les règles d'une manière définitive, me paraît singulièrement contrebalancé par celui des Groënlandaises et des montagnardes de l'Isère et de la Suisse, chez qui les rigueurs de l'hiver, jointes à une insuffisance de nourriture, amènent pendant quatre ou six mois de l'année une suppression complète des règles et qui, néanmoins, conçoivent pendant toute la durée de cette longue suppression, comme dans la belle saison, pendant laquelle les règles reprennent leur cours normal et régulièrement périodique.

Si les règles sont le signe caractéristique de l'aptitude à la génération, si elles donnent l'indice le plus important de la fécondation réalisée quand leur suppression a lieu normalement, elles paraissent n'avoir qu'une influence relative sur l'acte même de la formation des ovules, leur rôle essentiel consistant à maintenir, par leur périodicité mensuelle, sa constitution au-dessous de celle de l'homme qui, dans les vues de la nature, doit conserver son caractère de force active et supérieure vis-à-vis de celui de la femme qui doit rester passif ; il ne peut être douteux, en effet, que la sécrétion continue de la liqueur séminale ferait perdre rapidement à l'homme cette supériorité d'organisation et de force active si sa compagne n'était pas assujettie à la perte mensuelle de sang qui a pour objet nécessaire de maintenir l'équilibre respectif des forces dans les deux sexes. La suppression des règles pendant la gestation et la lactation, leur diminution et même leur suppression complète, bien que momentanée pendant quatre ou six mois de l'année par des causes débilitantes que nous avons indiquées ne peuvent laisser aucun doute à ce sujet. La pensée a été émise par quelques praticiens qu'en exagérant dans un sens ou dans l'autre la différence des forces, on pourrait agir avec efficacité sur la production du sexe, et obtenir ainsi, à volonté, le sexe voulu; les faits prouvent qu'il n'en est rien, et un mystère impénétrable et providentiel agit pour la conservation de l'espèce en dérobant à notre volonté cette dangereuse puissance.

La présence des zoospermes dans le liquide séminal a lieu à l'âge de 15 à 16 ans, mais le moment où finit leur production ne peut pas être précisé comme la fin des règles chez la femme et c'est la cause principale qui a fait méconnaître jusqu'ici l'existence même de l'âge critique chez l'homme; en outre, la continuité de la sécrétion du liquide séminal, non seulement pendant la période de virilité, mais encore pendant la vieillesse a naturellement détourné l'attention à ce sujet, mais les faits prouvent néanmoins d'une manière certaine, que cette sécrétion de la liqueur séminale diminue très fortement comme quantité et surtout comme puissance de fécondation de 50 à 60 ans, puisque la procréation d'enfants est singulièrement diminuée à cet âge et devient pour ainsi dire exceptionnelle après 60 ans; et c'est justement cette incontestable diminution de la fécondité qui inaugure chez lui la période de l'âge critique.

Au reste, tout en faisant la part d'exceptions non douteuses qui appartiennent à certaines organisations privilégiées ou dont la période de croissance a été plus longue, comme il arrive chez certains nonagénaires et centenaires, chez lesquels la puissance de fécondation se prolonge comme leur vie, au delà des limites ordinaires, si, à partir de 60 ans, la procréation d'enfants devient un fait exceptionnel, cela tient tout simplement à cette loi supérieure de la nature qui subordonne tout d'une manière absolue, dans la constitution de l'homme et de la femme, à la perpétuité de l'espèce et qui a besoin, dans ce but, de produits sains et vigoureux, propres à l'assurer, ce qu'on ne pourrait sérieusement espérer d'obtenir à l'âge où l'organisme décline si visiblement. Il en est des enfants comme des idées, on les a jeune, en pleine virilité, pour pouvoir les élever et les développer tout le temps nécessaire à leur formation progressive complète, et assurer ainsi la continuité matérielle, intellectuelle, morale et sociale de l'humanité.

Le zoosperme constituant l'élément fécondateur du liquide séminal, il y aurait un grand intérêt à rechercher les modifications qu'il pourrait présenter, au point de vue de sa puissance de fécondation, depuis la virilité jusqu'à la caducité, et aussi celles qui pourraient survenir dans le cours des maladies aiguës et chroniques. Je n'ai pas besoin de faire ressortir les difficultés infinies d'un problème aussi ardu; toutefois des faits positifs d'une sérieuse valeur jettent d'assez vives lumières sur ce point si intéressant de physiologie pour en pressentir la solution possible. Ainsi, on a constaté la disparition momentanée des zoospermes pendant le cours de la plupart des maladies aiguës et notamment dans la blennorrhagie vénérienne; ce qui n'est pas moins certain, c'est leur diminution progressive après chaque éjaculation, coïncidant avec le poids du liquide éjaculé qui varie de 1 à 8 grammes; cette diminution est encore plus sensible avec les progrès de l'âge, en conservant toutefois un rapport direct avec le degré de conservation des forces de chaque organisme, au point qu'on a pu constater la présence de quelques zoospermes chez des vieillards d'un âge fort avancé et dont l'aspect ne paraissait pas différer sensiblement de ceux qu'on observe dans l'âge de virilité. On en a conclu avec une apparence de raison que l'homme était indéfiniment fécond; la conclusion est évidemment excessive puisque les faits prouvent d'une manière certaine que, passé 60 ans, la procréation d'enfants est exceptionnelle, et que l'exception ne peut infirmer la règle.

Préoccupé depuis de longues années de la recherche de signes propres à caractériser l'âge critique de l'homme, j'ai pu m'assurer par des témoignages nombreux recueillis chez des hommes qui mariés tard, pendant la période de 50 à 60 ans, et que le chagrin très vif de n'avoir pas d'enfants avait porté à examiner avec un soin très minutieux leur liquide séminal, que ce dernier présentait des modifications physiques très appréciables dont j'ai pu m'assurer assez souvent pour pouvoir affirmer les faits suivants : 1° tout d'abord l'odeur caractéristique qui est particulière au liquide séminal et qui provient du liquide prostatique est très fortement diminuée; 2° sa viscosité qui est due au produit de sécrétion des glandes de Cooper est moins prononcée; 3° son opacité blanchâtre va en s'atténuant peu à peu au point de revêtir une teinte grisâtre très prononcée chez les vieillards d'un âge avancé; 4° la coagulation du liquide séminal qui survient spontanément après son éjaculation pour reprendre son caractère liquide après un certain temps est à peine accusée, et même n'a plus lieu du tout chez les gens trop âgés ou trop affaiblis.

Ces caractères réunis qui ne peuvent encore avoir de sanction pratique absolue, sauf le dernier dont la constatation est des plus faciles au point qu'elle fait dire à ceux qui ont pris la peine de l'observer que leur sperme n'est plus que de l'eau trouble, donnent l'impression d'un liquide de sécrétion visiblement appauvri ayant perdu les éléments de nutrition suffisants pour conserver au zoosperme la vitalité nécessaire à sa puissance de fécondation. Cette appréciation semble justifiée par ce fait que chez les malades affectés de pertes séminales involontaires et chez ceux dont le sang est très appauvri par d'autres causes, la sécrétion d'un liquide séminal provenant d'un organisme trop affaibli devient impropre à la fécondation. Dans le règne animal comme dans le règne végétal, nous voyons toujours cette question des forces présider au grand acte de la génération. Dans la plante, la fécondation n'a lieu qu'au moment de sa floraison qui, dans ses manifestations souvent si brillantes, exprime son état de développement et de vitalité le plus élevé.

Chez les animaux, les mammifères notamment dont l'organisation se rapproche le plus du règne humain, la conception n'a lieu qu'au moment où le sang subit une excitation spéciale caractéristique pendant la fièvre physiologique du rut. Doué du privilège unique dans la série des êtres organisés d'être apte en tout temps à la génération pendant toute la longue durée de la période de virilité, l'homme doit subir d'une manière plus marquée encore la loi de physiologie générale qui impose un degré de force suffisante qui est la plus grande de l'organisme pour assurer une saine et vigoureuse reproduction et par suite la continuité de la vie. Malgré son rôle passif dans la conception, la femme nous donne aussi la preuve d'une nécessité de force suffisante pour l'assurer; on en a la preuve directe dans ce fait d'observation si expressif de la diminution des règles et même de leur suppression momentanée quand elles sont soumises à des causes débilitantes qui seraient de nature à la compromettre.

La fièvre physiologique du rut, dans sa manifestation impérieuse, est absolument exclusive de tout sentiment de moralité, comme aussi de tout calcul et de toute prévision sur les suites de l'acte de la génération,,c'est l'instinct génésique dans toute sa brutale expression. Il en est tout autrement de l'homme et de la femme chez qui la passion la plus ardente est soumise à des convenances religieuses, morales et sociales dont il leur serait fort difficile de s'affranchir. Le mariage qui répond à ces nobles aspirations si intimement liées à l'essence même de la constitution humaine, peut être considéré comme la pierre angulaire de tout édifice social civilisé; mais ici, comme dans toutes les manifestations de la vie, l'ivraie se trouve trop souvent mêlée au bon grain, et des abus déplorables déparent trop souvent des actes accomplis cependant en toute liberté avec conscience et raison. L'homme qui se marie en pleine virilité n'a d'autre but que celui de se créer une famille et d'en assurer par son travail l'existence matérielle et sociale, c'est si bien son mobile dominant qu'il ne se marie le plus souvent que lorsqu'il se croit assuré de pouvoir l'atteindre, dès qu'il a acquis un degré de bien-être suffisant. Par ces motifs, en France surtout, l'époque du mariage a lieu beaucoup trop tard au point de vue de l'intérêt si grave de l'augmentation de la population qui est d'une faiblesse inquiétante quand on la compare à celle de nos voisins. En outre, pendant la période même de virilité du mariage déjà si raccourcie, dans le simple but d'orgueil de laisser un plus grand héritage à ses descendants, et aussi de conserver ses habitudes de comfort et ses visées d'ambition, le mari s'impose une contrainte contre nature qui restreint encore sa postérité.

Cette violation volontaire d'une des lois les plus impérieuses de l'organisme peut se trouver néanmoins justifiée lorsque le nombre des enfants dépasse les ressources du père de famille auquel il semble difficile d'imposer la tâche de faire plus d'enfants qu'il ne peut en nourrir. Toute légitime que puisse paraître, en ce cas, la contrainte morale, beaucoup se refusent encore à l'admettre, y voyant un faux calcul, parce que, dans les pays civilisés surtout, il est, en effet, difficile de méconnaître que le capital humain est celui qui surpasse tous les autres en travail productif.

En présence de l'effrayante mortalité des enfants en bas âge, on conçoit aisément que certains économistes blâment vivement le calcul intéressé qui amène une stérilité volontaire; quant aux moralistes qui le condamnent d'une manière absolue, je pense que l'honnête homme est le meilleur juge des motifs intimes qui doivent guider sa conduite dans une aussi délicate matière, et personne ne pourra lui reprocher de s'imposer une contrainte morale nécessaire en présence d'une compagne trop rudement éprouvée par de laborieuses maternités et dont une nouvelle grossesse pourrait compromettre la vie. Mais quand cette contrainte morale n'est pas légitimée par un motif d'une sérieuse gravité, elle n'est plus qu'une des formes de l'onanisme conjugal; elle est non seulement fort regrettable à tous les points de vue, mais elle est, suivant beaucoup de praticiens, une des causes les plus actives de la paralysie progressive qui a pris depuis longtemps une si redoutable extension, en rapport avec l'influence plus ou moins nuisible que cette déplorable violation de la nature exerce sur le système nerveux cérébro-spinal.

L'âge critique qui succède à la virilité amène, quand il a

pris fin, la perte de la faculté d'engendrer qui est le signe le plus marqué du déclin de la vitalité du sang et des organes; il inaugure très visiblement la décadence progressive de l'organisme dont la marche plus ou moins rapide varie avec son degré de résistance vitale propre, ou, comme disent les fatalistes, avec le bail de chacun de nous avec la vie. Les manifestations qui lui sont propres présentent dans les deux sexes, comme cela a lieu dans la période de virilité, des caractères très différents.

Il se manifeste habituellement de 40 à 50 ans chez la femme, tout en offrant d'assez nombreuses exceptions en deçà et au delà de ces deux dates ; il est accompagné parfois de désordres du sang et du système nerveux si pénibles que plusieurs auteurs l'ont surnommé l'*enfer des femmes*, ce jugement porté est non seulement excessif, il manque même absolument de vérité le plus souvent, car, si quelques femmes en sont quelquefois très tourmentées, le plus grand nombre en est quitte pour des malaises très supportables et quelques-unes même n'en éprouvent aucune incommodité. On ne peut oublier d'ailleurs que cette période de la vie de la femme est une évolution toute physiologique de son organisme, elle est aussi une véritable liquidation de son âge viril le plus souvent favorable, puisqu'elle n'augmente nullement le chiffre de la mortalité observé aux autres périodes de la vie, et qu'une fois passée, elle continue à lui assurer plus de santé et de longévité qu'à l'homme.

Chez ce dernier, en effet, l'âge critique qui a lieu de 50 à 60 ans, et qui, comme chez la femme, avance ou retarde selon la constitution individuelle, est d'ordinaire plus meurtrier pour lui et cela dans une proportion sensible qu'il est facile d'apprécier en consultant le tableau de la survivance à chaque âge dans les deux sexes que j'ai déjà indiqué. Le fait peut paraître singulier étant admise la supériorité de forces et d'organisation de l'homme; il s'explique néanmoins très bien, d'abord parce qu'il a lieu plus tard et surtout par l'observation attentive de la manière dont finit la virilité chez chacun d'eux. Chez la femme, en effet, la fin définitive des règles entraîne la perte de la faculté d'engendrer d'une manière immédiate et absolue et son sang subit dans sa composition chimique le changement caractéristique qui le rapproche si fort de celui de l'homme. Il en est tout autrement de ce dernier chez qui la persistance de sécrétion du liquide séminal maintient une source de déperdition des forces à laquelle la femme ne se trouve plus assujettie par la perte définitive des menstrues.

Mais, en conservant à l'homme plus longtemps qu'à la femme le bénéfice d'une virilité relative, la nature est loin de lui être plus favorable, elle semble même lui tenir plus fortement rigueur, puisque le bénéfice d'une plus longue vie dont la femme jouit à toutes les périodes de son existence est encore plus marqué chez elle à l'âge critique. Une opinion très répandue, chez la femme surtout, attribue une vie plus heureuse à l'homme en raison de sa supériorité d'organisation physique et intellectuelle et de la prédominance du rôle social et politique qu'elle lui assure. Ces avantages ne sont pas douteux, mais il les paie fort cher puisque sa vie est plus courte et les femmes qui les lui envient peuvent y trouver sûrement la dure rançon des douleurs et des périls de la maternité.

Rançon bien dure et bien onéreuse, en effet, puisque la vie en est si sensiblement abrégée. Des causes nombreuses physiques, morales et sociales concourent à ce triste résultat. D'abord, contrairement à ce qui a lieu pour la femme dont les occupations intérieures du ménage sont d'ordinaire à peu près les mêmes, les hommes, à cette époque de leur existence, terminent leur vie active en prenant leur retraite des fonctions ou des emplois qu'ils ont occupés, ou bien cessent les affaires après avoir acquis l'aisance et quelques-uns la fortune. Il en résulte pour presque tous un changement considérable d'habitudes et de manière de vivre qui amène, de toute nécessité, une perturbation physique et morale souvent fort dangereuse, surtout chez ceux qui ne savent pas se créer à temps une occupation de nature à maintenir les avantages ou plutôt la nécessité du travail physique et intellectuel. Si le corps et l'esprit restent inoccupés, il survient le plus souvent un ennui profond qui a pour effet inévitable de rompre l'équilibre physique et moral de l'organisme et de porter les natures les plus actives et les mieux douées à des désordres funestes. C'est, du reste, un fait d'expérience bien acquise par les praticiens qui ont un peu vieilli dans la pratique de leur profession, que ce moment est vraiment critique pour le plus grand nombre, pour ceux surtout qui abandonnent leur carrière encore jeunes et vigoureux.

En outre, la période de l'âge critique de l'homme se trouve précisément correspondre à celui de la femme, celle-ci se mariant habituellement 7 à 10 ans plus tôt, il en résulte que les rapports sexuels des deux époux, déjà progressivement plus éloignés, deviennent alors presque nuls. Il est rare d'ailleurs que l'amour persiste à cet âge, parce qu'il s'est affaibli par le temps, par le déclin si sensible des forces organiques, et qu'il manque d'ailleurs de sa sanction naturelle, la procréation d'enfants, à partir du moment où la femme n'est plus réglée. Il a fait place chez les ménages qui sont resté unis à un sentiment profond de tendre et confiante amitié doucement entretenue par le souvenir des joies pures et douces du passé et les soins du cœur que réclame la direction des intérêts moraux et matériels de la famille.

Quand ces sentiments de haute moralité persistent, comme

cela a lieu chez les natures bien équilibrées qu'une raison avisée de conservation maintient dans les limites de continence favorables à la santé, l'âge critique passe à peu près inaperçu, sans provoquer de désordres du sang et des organes trop sensibles, surtout si les traverses physiques et morales de la vie n'ont pas été trop fréquentes et trop rudes.

Mais, il est malheureusement à remarquer que ces heureuses dispositions morales de l'homme à l'âge critique sont loin d'être ordinaires et que cette trop sensible diminution de la virilité a justement le déplorable effet de provoquer bien souvent un profond chagrin chez le plus grand nombre et de les amener, par une impulsion plus ou moins violente, à réagir contre ce déclin progressif de la puissance virile et par suite à faire violence à la nature par des excitations souvent fort dangereuses. Le retour plus ou moins marqué des fonctions viriles sous l'influence d'excitants variés chez les imprudents qui ont la malheureuse inspiration d'en faire usage, a pour premier résultat de provoquer chez eux une satisfaction extrême; il leur paraît que le déclin des forces a pris fin et qu'ils sont rentrés en possession des forces vives de la vie. Mais l'illusion est de courte durée, l'organisme a ses lois inflexibles et on se repent plus ou moins vite de les avoir violées, car, le rapide abaissement des forces qui survient bientôt brusquement est en raison même de l'intensité et de la durée de l'excitation provoquée contre nature.

C'est, en effet, par un abus trop général et trop fréquent de l'acte viril que les hommes arrivés à l'âge critique de 50 à 60 ans empoisonnent leurs dernières années et abrègent la durée de leur existence. Si certaines organisations privilégiées peuvent jouir avec une impunité relative des plaisirs de l'amour jusqu'à un âge quelquefois fort avancé, la grande majorité de ceux même qui jouissent d'une saine et robuste constitution se trouve assez mal d'ordinaire de dépasser la mesure physiologique. Mais, quand des maladies antécédentes, des tares héréditaires, ou les dures épreuves de la vie ont plus ou moins affaibli l'organisme, l'abus vénérien devient alors véritablement meurtrier.

La situation physique et morale faite à la femme lui est, de tous points, bien plus favorable. La fin des règles, en amenant la perte immédiate et absolue de la faculté d'engendrer, lui donne l'impression intime qu'elle a perdu l'attrait dominant de son sexe, et pour ainsi dire, la dignité des rapports sexuels. Il en résulte peu à peu chez elle un apaisement des sens qui s'accentue progressivement, et tout ce que la nature a mis en elle de bon et de généreux se concentre de plus en plus dans les soins du cœur à donner à son mari, son allié et son guide naturel dans la poursuite incessante des moyens les mieux appropriés à la bonne exécution des résolutions propres à assurer l'établissement avantageux des enfants et terminer ainsi l'œuvre entière de la génération. Ces soins du cœur s'allient à merveille avec ceux du ménage qui restent le plus souvent à peu près les mêmes et donnent ainsi à sa vie cette uniformité presque continue de dépenses physiques, intellectuelles et morales qui font habituellement défaut à l'homme.

Un mouvement d'opinion qui va grandissant pour le moment, porte aujourd'hui les femmes à vouloir changer la situation domestique et sociale dont nos mères et nos grand'mères se sont bien trouvées ; il est plus que douteux que si les aspirations actuelles étaient satisfaites, les femmes en retirent plus de réelle indépendance et surtout plus de bonheur. Il est fort à craindre surtout qu'en se chargeant, à leur tour, des durs labeurs de la vie soucieuse et tourmentée de l'homme, pour lesquels la nature les a fort mal armées physiquement et moralement, elles continuent à conserver sur lui le bénéfice inestimable d'une plus longue vie.

L'âge critique de la femme s'annonce par des caractères trop nettement tranchés pour n'avoir pas été, de tout temps, soigneusement observés par les praticiens au point de vue de son influence sur la marche des maladies qui peuvent survenir pendant sa durée, quelquefois assez longue, et les soins hygiéniques et pathologiques qu'il peut réclamer ne sont plus à indiquer.

L'âge critique de l'homme présentant, ainsi que nous l'avons constaté, des conséquences physiologiques et pathologiques plus sérieuses que chez la femme, il en résulte pour le praticien l'obligation étroite d'observer plus attentivement qu'il n'a été fait jusqu'ici, à ce point de vue spécial, les maladies aiguës et chroniques surtout qui peuvent survenir et qui présentent à cette période de la vie une gravité souvent redoutable. Il faut lui faire vivement sentir la nécessité impérieuse d'observer une sage continence, et lui faire aussi comprendre avec une insistance pénétrante, la nécessité rigoureuse qu'il y a pour lui, à tous les points de vue, de se créer une occupation en rapport avec ses goûts et ses aptitudes physiques et intellectuelles.

La différence des caractères physiologiques et pathologiques si nettement marqués chez l'homme et chez la femme pendant la période de la virilité, se retrouve aussi accentuée pendant celle de l'âge critique ; elle a sa raison d'être naturelle qui est de maintenir chez chacun d'eux l'expression si saisissante de la sexualité : la formation et la propagation de la semence humaine appartient à l'homme, sa conservation et sa fructification à la femme, pour aboutir, dans leur action physiologique combinée, à la continuité de la vie.

5698 — PARIS. IMPRIMERIE A. L. GUILLOT
7, rue des Canettes, 7

www.ingramcontent.com/pod-product-compliance
Ingram Content Group UK Ltd.
Pitfield, Milton Keynes, MK11 3LW, UK
UKHW020221200726
13856UKWH00004B/1531

www.ingramcontent.com/pod-product-compliance
Ingram Content Group UK Ltd.
Pitfield, Milton Keynes, MK11 3LW, UK
UKHW020221200726
13856UKWH00004B/1533